BEI GRIN MACHT SICH IHR
WISSEN BEZAHLT

AF141676

- Wir veröffentlichen Ihre Hausarbeit,
  Bachelor- und Masterarbeit

- Ihr eigenes eBook und Buch -
  weltweit in allen wichtigen Shops

- Verdienen Sie an jedem Verkauf

Jetzt bei www.GRIN.com hochladen
und kostenlos publizieren

GRIN ☺

Uwe Schwender, Viola Domko

Einsatz von Textnachrichten (SMS) als Erinnerung an die Blutzuckerkontrolle zur Verbesserung der Adherence und der metabolischen Stoffwechsellage (HbA1c) bei juvenilen Diabetikern

GRIN Verlag

Bibliografische Information der Deutschen Nationalbibliothek:

Die Deutsche Bibliothek verzeichnet diese Publikation in der Deutschen National-
bibliografie; detaillierte bibliografische Daten sind im Internet über http://dnb.d-
nb.de/ abrufbar.

Dieses Werk sowie alle darin enthaltenen einzelnen Beiträge und Abbildungen
sind urheberrechtlich geschützt. Jede Verwertung, die nicht ausdrücklich vom
Urheberrechtsschutz zugelassen ist, bedarf der vorherigen Zustimmung des Verla-
ges. Das gilt insbesondere für Vervielfältigungen, Bearbeitungen, Übersetzungen,
Mikroverfilmungen, Auswertungen durch Datenbanken und für die Einspeicherung
und Verarbeitung in elektronische Systeme. Alle Rechte, auch die des auszugsweisen
Nachdrucks, der fotomechanischen Wiedergabe (einschließlich Mikrokopie) sowie
der Auswertung durch Datenbanken oder ähnliche Einrichtungen, vorbehalten.

Impressum:

Copyright © 2010 GRIN Verlag GmbH
Druck und Bindung: Books on Demand GmbH, Norderstedt Germany
ISBN: 978-3-656-30938-3

Dieses Buch bei GRIN:

http://www.grin.com/de/e-book/203998/einsatz-von-textnachrichten-sms-als-erin-
nerung-an-die-blutzuckerkontrolle

GRIN - Your knowledge has value

Der GRIN Verlag publiziert seit 1998 wissenschaftliche Arbeiten von Studenten, Hochschullehrern und anderen Akademikern als eBook und gedrucktes Buch. Die Verlagswebsite www.grin.com ist die ideale Plattform zur Veröffentlichung von Hausarbeiten, Abschlussarbeiten, wissenschaftlichen Aufsätzen, Dissertationen und Fachbüchern.

Besuchen Sie uns im Internet:

http://www.grin.com/

http://www.facebook.com/grincom

http://www.twitter.com/grin_com

Charité - Universitätsmedizin Berlin

CCI Human- und Gesundheitswissenschaften

Institut für Medizin-/ Pflegepädagogik und Pflegewissenschaft

PROJEKTBERICHT

Einsatz von Textnachrichten (SMS) als Erinnerung an die Blutzuckerkontrolle zur Verbesserung der Adherence und der metabolischen Stoffwechsellage (HbA$_{1c}$) bei juvenilen Diabetikern

Studiengang: Medizinpädagogik

Modul: Fachdidaktisches Hauptseminar

Eingereicht von: Uwe Schwender, Viola Domko

Sommersemester 2009 / Wintersemester 2009/2010

31.01.2010

Inhaltsverzeichnis

1   **Problemhintergrund**.. 3

    1.1 Einordnung des Themas in wissenschaftliche Diskurse 3

    1.2 Behandlungsstrategien und Schulungsprogramme 4

    1.3 Forschungsstand zu Adherence und telemedizinischen

    Interventionsmaßnahmen 8

2   **Arbeitsdefinitionen und Operationalisierung** 13

3   **Fragestellungen und erwartete Ergebnisse** 14

4   **Untersuchungsmethodik** 15

5   **Quellenverzeichnis** 17

1 Problemhintergrund

1.1 Einordnung des Themas in wissenschaftliche Diskurse

In den letzten Dekaden des 20. Jahrhunderts wurden die diagnostischen und therapeutischen Möglichkeiten bei der Behandlung von Diabetikern enorm weiterentwickelt und verbessert. Die Effekte dieser Entwicklung bezüglich Morbidität und Mortalität blieben jedoch teilweise weit hinter den Erwartungen zurück. Als ein wesentlicher Faktor für die Misserfolge bei der Behandlung konnte die geringe Übereinstimmung zwischen dem Alltagsverhalten der Patienten und dem medizinisch gewünschten Verhalten identifiziert werden.

Pankofer und Schandry (1994) zeigten durch ihre Untersuchungsergebnisse, dass insbesondere bei chronischen Erkrankungen mit geringer subjektiver Symptomatik und wenig wahrgenommenen Beschwerden erhebliche Probleme in der Realisierung von einer veränderten Lebensweise auftraten. In besonderem Maße trifft dies für die Therapie des Diabetes mellitus zu, die sich nicht nur auf die Einnahme von Arzneimitteln beschränkt, sondern weite Bereiche der Ernährungs- und Lebensweise umfasst. Darüber hinaus konnte eine Vielzahl von Forschungsarbeiten (Herzer und Hood 2009, Jarosz-Chobot et al. 2000, Bryden et al. 1999, Noeker 1998) den Nachweis erbringen, dass die Adherence bei juvenilen Diabetikern häufig unzureichend ist. Hochrechnungen zufolge, die auf den Zahlen der regionalen Diabetesregister beruhen, sind in Deutschland in der Altersgruppe der unter 18-jährigen etwa 25000 Kinder und Jugendliche am Typ 1 Diabetes erkrankt (Rosenbauer et al. 2002). Weltweit wird seit einigen Jahren über eine kontinuierliche Zunahme dieses Diabetestyps berichtet (The DIAMOND Project Group 2006; Green u. Patterson 2001; EURODIAB ACE Study Group 2000). So registrierten Onkamo et al. (1999) in ihren Untersuchungen bereits für den Zeitraum von 1960-1996 eine weltweite Steigerung der Inzidenzrate des Diabetes mellitus Typ-1. Der internationale Anstieg von Neuerkrankungszahlen beim Typ-1- Diabetes (Erstmanifestation $\leq$ 14 Jahre) konnte auch für die Zeitspanne von 1990-1999 durch eine von der WHO initiierten Studie (The DIAMOND Project Group 2006) beobachtet werden. Weltweit stieg die Inzidenz / Jahr im Durchschnitt um 2,8 %. Dennoch sind erhebliche geographische Schwankungen bei der Inzidenz zu verzeichnen, so z.B. 0,1 Fälle pro 100.000 / Jahr in China und Venezuela; 40,2 Fälle pro 100.000 / Jahr in Finnland. In Europa variiert die Inzidenz ebenfalls mit tendenziell höheren Neuerkrankungsraten in den skandinavischen Ländern (EURODIAB ACE Study Group

2000). Für Deutschland liegt gegenwärtig die jährliche Steigerungsrate der Inzidenz zwischen 2 und 4%. Seit den 80er Jahren ist somit in Deutschland eine Verdopplung der jährlichen Inzidenzrate eingetreten (Kapellen et al. 2007; Neu et al. 2002; Janka et al. 2000).

Bedingt durch die diabetischen Folgeschäden kommt es in Deutschland jährlich zu 28000 Amputationen, 6000 Neuerblindungen, 8000 neuen Dialysefällen durch Nierenerkrankungen, 27000 Herzinfarkten und 44000 Schlaganfällen (Deutsche Diabetes Gesellschaft, 2002). Neben einer ungünstigeren Prognose für den Krankheitsverlauf ist Non-Adherence-Verhalten deshalb auch mit höheren Kosten für das Gesundheitssystem assoziiert.

1.2 Behandlungsstrategien und Schulungsprogramme

Die Behandlung des Diabetes mellitus stützt sich auf zwei Hauptsäulen der Therapie. Einerseits wird eine adäquate Insulinsubstitution angestrebt, auf der anderen Seite sollen die Betroffenen über strukturierte Schulungen lernen, sich mit ihrem Krankheitsbild auseinander zu setzen, es zu akzeptieren und mit seinem individuellen Krankheitsgeschehen umzugehen.

Die intensivierte konventionelle Insulintherapie (ICT), oder auch Basis-Bolus-Insulintherapie genannt, ist mit häufigen Blutzuckerselbstkontrollen sowie darauf beruhenden Insulininjektionen die Therapie der Wahl bei Typ 1-Diabetikern. Die konventionelle Insulintherapie (CT) eignet sich durch ihr starres Schema nicht für geistig und körperlich aktive Menschen mit unregelmäßigen Lebensgewohnheiten. In dieser Therapieform kommt es zur Anwendung von Normalinsulinen oder Analoga und Verzögerungsinsulinen (NPH: Neutral-Protamin-Hagedorn-Insulin) in einem festen Mischverhältnis zweimal täglich. Im Vordergrund steht die anabole Wirkung des Insulins, nicht die optimale Blutzuckereinstellung zur Verhinderung der Spätkomplikationen. Eine vollständige Insulinsubstitution ist kaum steuerbar. Die Blutzuckereinstellung verläuft eher mittelmäßig. Die ICT hingegen orientiert sich an der physiologischen Insulinsekretion. Die Basissekretion der ß-Zellen des Pankreas wird durch NPH-Insuline oder andere auf dem Markt befindliche Verzögerungsinsuline nachgeahmt, in Abhängigkeit vom Alter und Gewicht des Klienten. Der mittlere Tagesbedarf eines 70 kg schweren Europäers beläuft sich auf 40 I.E. Insulin. Zu den Mahlzeiten in Abhängigkeit vom Verzehr der Kohlenhydrate wird ein Normalinsulin oder ein Analoga eingesetzt. Zusätzlich besteht die Möglichkeit bei Blutzuckerschwankungen, wie einem erhöhten Nüchternblutzucker ein Korrekturinsulin einzusetzen. Damit ist die Insulintherapie individuell steuerbar. Vorteile der ICT sind, dass durch die Einbindung des Klienten die Selbstwirksamkeit steigt, wobei regelmäßige selbständige Blutzuckerkontrollen bis zu 7 mal täglich notwendig werden, zumindest in der Initialphase, in der der Klient lernen muss, seine organischen Funktionen einzuschätzen. Mahlzeiten, sportliche Aktivitäten und Tag/Nacht-Rhythmus können nach Belieben variiert werden durch die Selbstkontrolle und Selbstdosierung. „Das Risiko, Folgeerkrankungen zu entwickeln, ist mit einer intensivierten Insulintherapie und normoglykämischer Einstellung um ca. 50-80% reduziert." (Hien et. al 2007, S. 145) Die Bedeutung einer ausgeglichenen Stoffwechsellage für das Hinauszögern von Spätkomplikationen wurde durch die DCCT-Studie (Ellis 2004) nachgewiesen. Sie erbrachte den eindeutigen Beweis, dass nahezu normale Blutzuckerwerte angestrebt werden müssen. Nachteilig wirken sich jedoch die häufigen Blutzuckerkontrollen aus. Der Klient muss in der Lage sein, die Dosierung und den Zusammenhang mit den BE und den glykämischen Index zu verstehen. Außerdem sind Essgeschwindigkeiten, körperliche Aktivitäten und der Tages- und- Nachtrhythmus einzuberechnen bzw. zu berücksichtigen. Trotz aller Sorgfalt treten immer wieder leichte Hypoglykämien auf, mit denen der Betroffen umgehen lernen muss. Erschwerende Umstände kommen bei Jugendlichen durch die physiologischen und psychologischen Besonderheiten hinzu. Zum Beispiel kommt es durch die Ausschüttung kontrainsulinärer Hormone (Wachstumshormone) zu größeren Blutzuckerschwankungen, vor allem in der Erhöhung der morgendlichen Blutzuckerwerte, die nicht durch die Gabe von NPH- Insulinen einzustellen sind. Diese Situation bedingt eine Abnahme des Kohärenzgefühls bei Jugendlichen. (Lange 2004)

„Das Ausmaß der individuellen Belastung ist schwer zu definieren. Die aerobe Schwelle mit der Laktatproduktion definiert etwa die individuelle Leistungsfähigkeit. Wird sie überschritten, so überwiegen die Stresshormone (Adrenalin, Kortisol, STH), der Muskel übersäuert, die Insulinresistenz und der BZ steigen (!)." (Hien et. al 2007, S. 157) Ebenso bedürfen tageszeitliche Schwankungen der Hormonproduktion gerade im jugendlichen Alter besonderer Aufmerksamkeit.

„Das Dawn-Phänomen ist besonders deutlich bei Kindern und Jugendlichen mit ausgeprägter Tagesrhythmik. Es ist u. a. die metabolische Folge der abendlichen Wachstumshormonspitzen (STH), die beim Einschlafen physiologischerweise auftreten.

Man spricht nur dann vom »Dawn-Phänomen«, wenn es zuvor zu keiner nächtlichen Hypoglykämie gekommen ist oder aber zu einem deutlichen Insulinmangel (sog. »End-of-Dose-Phänomen«, welches ein zu kurzes Wirkintervall des abendlichen Verzögerungsinsulin beschreibt). Die STH-Freisetzung hat keine direkte Bindung an die Tageszeit, sondern wird jeweils in der Phase des Einschlafens ausgelöst. Das heißt, bei einem Discobesuch mit Schlaf ab 4.00 Uhr morgens wird das Dawn-Phänomen auf 10.00 Uhr vormittags verschoben. Wenn man durchmacht, fällt das Dawn-Phänomen weg. Das Dawn-Phänomen hängt allerdings auch mit der Essenspause zusammen. Liegt zwischen 2 Mahlzeiten eine Pause von über 5 h, so nähert sich der Normal insulinbedarf für die 2. Mahlzeit dem Bedarf pro BE für das Frühstück an." (Hien et. al 2007, S. 162) Weitere Phänomene die auf den metabolischen Effekt kontrainsulinärer Hormone zurückzuführen sind und unbedingt zur Aufklärung gehören, sind das Somogyi- Phänomen, das Aufsteh-Phänomen, das Frühe- Frühstücksphänomen sowie das Dusk- (Abenddämmerungs-) Phänomen. Ebenso liegen Beeinträchtigungen in der Sozialentwicklung vor (Petermann 1995; Seiffge-Krenke 1994).

Aus diesen Erkenntnissen der letzten Jahre erwuchsen verschiedene Schulungsprogramme für Diabetes mellitus Typ I und II.

„Eine strukturierte und qualitätsgesicherte Diabetesschulung ist heute unbestritten ein integraler und unverzichtbarer Bestandteil jeder Diabetestherapie, die auf ein erfolgreiches Selbstmanagement der Patienten abzielt. Sie ist die Grundlage dafür, dass die notwendigen Behandlungsschritte zur Vermeidung akuter und langfristiger Komplikationen dauerhaft und eigenverantwortlich von Kindern und Jugendlichen gemeinsam mit ihren Eltern umgesetzt werden." (Lange 2004, S. 518)

Die Schulungen orientieren sich an den kognitiven Fähigkeiten, Bedürfnissen und sozialen Situationen der Klienten. Grundlage bildet die 50jährige Forschungstätigkeit Piagets, der einzelne Entwicklungsstufen herausgearbeitet hat. Jugendliche sind in der Lage abstrakt zu denken, können logische Gedankenabläufe bilden und aufgestellte Hypothesen überprüfen. In der Auseinandersetzung mit der realen Umwelt und angestrebten Idealen kommt es zu Diskrepanzen, welche verarbeitet werden müssen. Hurrelmann (2004) wies auf die typischen Problemkonstellationen bei Jugendlichen, wie aggressives Verhalten, Ablehnung etc. hin.

„Nicht nur die äußere Wirklichkeit, sondern auch das eigene Erleben und Handeln wird zum Gegenstand kritischer Selbstreflektion." (Lange 2004, S. 530) Damit erfahren sie ihre Grenzen und Unzulänglichkeiten, müssen lernen damit umzugehen und entwerfen ein Bild von sich selbst. Kognitiv sind Jugendliche in der Lage, Diabetes mellitus als chronische Erkrankung mit ihren pathophysiologischen Abläufen zu verstehen. Auch bereitet es weniger Schwierigkeiten das Therapiekonzept zu verdeutlichen. Jedoch bildet die emotionale Verarbeitung des Geschehens, den Hauptgrund für die Non-Compliance oder mangelnde Adherence bei Jugendlichen.

„Die gedankliche Auseinandersetzung mit der Diskrepanz zwischen dem idealen Therapieziel Normoglykämie und den eigenen Stoffwechselwerten belastet Jugendliche zusätzlich. Wenn die Blutzuckerwerte in der Pubertät trotz großer Anstrengung unvorhersehbar schwanken, wird die eigene Kompetenz angezweifelt. Gefühle der Hilflosigkeit und Abhängigkeit beeinträchtigen das Selbstbild." (Lange 2004, S. 531) Insofern bilden spezifische Schulungsprogramme zur Bewältigung der Erkrankung eine Basis des Therapieerfolges, der in diesem Falle eng im Zusammenhang steht mit der Vermeidung von Spätkomplikationen und der Ermöglichung eines adäquaten Lebensstils und nicht in der Heilung der Erkrankung. Schulungen haben curricularen Charakter und zeichnen sich durch eine zielorientierte Struktur in der Vermittlung der Inhalte aus. Sie zielen darauf ab, Erkrankte zu einem eigenverantwortlichen Selbstmanagement zu befähigen und langfristige Verhaltensänderungen herbeizuführen. Deutschland ist das einzigste Land weltweit, welches einen einklagbaren Rechtsanspruch auf Diabetesschulungen verankert hat. Es gibt evaluierte Schulungsprogramme und qualitativ sehr gut ausgebildete Schulungskräfte. In den Leitlinien der DDG (Herpetz et.al.2003) wird die Schulung wie folgt definiert:

„[...] ein systematischer und zielorientierter Prozess [...], in dem eine Person durch den Erwerb von Kenntnissen und Fertigkeiten über die Erkrankung und deren Behandlung in die Lage versetzt wird, auf der Basis eigener Entscheidungen den Diabetes bestmöglich in das eigene Leben zu integrieren, akute oder langfristige negative Konsequenzen des Diabetes zu vermeiden und die Lebensqualität zu erhalten." In den Leitlinien wird die Empfehlung über ein Schulungsprogramm für den Diabetes mellitus Typ I in einem Umfang von 20 Unterrichtsstunden á 45 Minuten gegeben. In der Übersichtsarbeit von Hermanns und Kulzer werden zu den in Deutschland bestehenden curricularen Programmen Aussagen getroffen. In der Arbeitsgruppe um Professor Hürtler wurde das Programm „Diabetes bei Jugendlichen: Ein Schulungs- und Behandlungsprogramm" entwickelt, welches vom Bundesversicherungsamt zertifiziert ist, jedoch wegen mangelnder Evaluationsergebnisse von der DDG nicht anerkannt wird. 1987 wurde ein Behandlungs- und Schulungsprogramm für intensivierte Insulintherapie mit allgemeiner

Anerkennung von Berger et. al. durch den deutschen Ärzteverlag herausgegeben. Neben 12 Unterrichtseinheiten von je 90 Minuten in Kleingruppen von 4 Personen werden umfangreiche Schulungsunterlagen zur Verfügung gestellt. Es erfolgte jedoch keine Aktualisierung des Programms, so dass Ansätze von Empowerment und Selbstmanagement nicht realisiert sind. In Anlehnung an das BGAT „Blood Glucose Awareness Training" der Arbeitsgruppe um Dan Cox hat die Arbeitsgruppe von Fehm-Wolfsdorf eine Übersetzung vorgenommen. Dieses Programm ist speziell abgestimmt auf die Wahrnehmung von Hypoglykämieanzeichen, welche besonders durch die oben schon erwähnten psychischen und physischen Besonderheiten bei Jugendlichen auftreten. Da es sich um eine Übersetzung handelt muss die unterschiedliche Behandlungsrealität von Deutschland und den USA berücksichtigt werden. HyPOS ist ein ambulantes und auch für den stationären Bereich modifiziertes Schulungsprogramm, welches in Bad Mergentheim entwickelt worden ist. Es wurde evaluiert und ist auf die Problemsituation der Hypoglykämie bei Diabetes Typ I ausgerichtet. LINDA (lebensnah, interaktiv, neu, differenzierend, aktivierend) ist ein von der DDG nicht zertifiziertes Schulungsprogramm für beide Diabetesformen. Das multimodale Programm beinhaltet Basis- sowie Kernschulungen. Eine hinreichende Evaluation liegt nicht vor. Die Effektivität von Schulungsprogrammen konnte im Cochrane Review eindeutig nachgewiesen werden. Jedoch zeigt sich in der Metaanalyse auch, dass mit zunehmender Dauer des Follow-up-Zeitraums die Nachhaltigkeit nachlässt. Finanzielle Mittel für die Implementierung und die Modernisierung der Programme stehen laut Hermanns und Kulzer (2008) nur unzureichend zur Verfügung.

In diesem Zusammenhang wäre es angezeigt, andere Optionen zur Verbesserung der Adherence bei Jugendlichen Diabetikern des Typ I aufzugreifen.

1.3   Forschungsstand zu Adherence und telemedizinischen Interventionsmaßnahmen

Studienergebnisse zur Adherence bei juvenilen Diabetikern

In den Therapierichtlinien für jugendliche Typ-1-Diabetiker wird ein hoher Ausprägungsgrad der Adherence für eine gute Stoffwechsellage vorausgesetzt. Dieser Zusammenhang wurde oftmals in Studien postuliert, jedoch bisher nicht ausreichend untersucht. In einer Metaanalyse, die 21 Studien mit insgesamt 2492 juvenilen Typ-1-Diabetikern umfasste, konnten Hood et al. (2009) eine negative Korrelation ($r = -0,28$)

zwischen dem Ausprägungsgrad der Adherence und der Stoffwechsellage feststellen. Infolgedessen sank der HbA$_{1c}$-Wert mit steigendem Adherence-Verhalten. Bezüglich dieser Assoziation konnten keine soziodemographischen Einflüsse eruiert werden.

In einer Untersuchung konnten Weisenberg-Benchell et al. (1995) eine Unterschätzung der Non-Adherence bei Kindern mit Diabetes mellitus feststellen. 25 % der Jugendlichen Diabetiker gaben zu, gelegentlich die benötigten Insulininjektionen auszulassen. Eltern schätzten ihre Kinder mit höheren Adherence-Werten ein, als sie tatsächlich waren.

Rydal et al. (1997) kamen in ihrer fünfjährigen Längsschnittstudie zu dem Ergebnis, dass 34 % der untersuchten Frauen (n=91) mit Typ-1-Diabetes die Insulindosis zugunsten der Gewichtsabnahme verringerten. Zu Studienbeginn traf dieses Verhalten lediglich auf 13 % der Probanden zu. Zu einem ähnlichen Resultat gelangten Bryden et al. (1999) in ihrer 8-jährigen Longitudinalstudie. 30 % der untersuchten weiblichen Typ 1-Diabetiker gaben die oben genannte Verhaltensweise zur Gewichtsreduktion zu, Darüber hinaus offenbarten 8,8 % ein regelmäßiges Auslassen von Insulininjektionen, welches mit einer schlechteren metabolischen Stoffwechsellage sowie erhöhten diabetischen Komplikationsrate assoziiert war.

Johnson et al. (1992) fanden in ihrer Längsschnittstudie eine Abhängigkeit der Adherence vom Lebensalter; ältere Kinder waren weniger kooperativ und zeigten einen schlechteren Stoffwechselstatus. Bond et al. (1992) stellten in ihren Untersuchungen ebenfalls fest, dass bei Jugendlichen über 14 Jahren die Adherence in den Aspekten körperliche Aktivität und Insulininjektionen sowie die Häufigkeit kooperativen Verhaltens im Vergleich zu jüngeren Diabetikern abnahm.

In einer in den USA und Polen durchgeführten Studie untersuchten Jarosz-Chobot et al. (2000) bei juvenilen Typ-1-Diabetikern (n= 263; Durchschnittsalter 12,95 Jahre; Krankheitsdauer 4,77 Jahre $\pm 3,15$ Jahre; HbA$_{1c}$ 8,53 $\pm$ 1,93 %) die Einhaltung von Verhaltensweisen, welche zuvor in diabetischen Schulungsprogrammen vermittelt wurden. So hatten nur 60 % der befragten Jugendlichen löslichen Zucker zur Vermeidung bzw. Therapie von Hypoglykämien bei sich. Hierbei gab es keinen Unterschied zwischen den Geschlechtern und den Nationen. Darüber hinaus gaben lediglich 53,4 % der Probanden an, alle nach ihrem Therapieschema vorgegebenen Insulininjektionen durchzuführen. Die Ergebnisse zeigten eine Korrelation zwischen einer längeren Krankheitsdauer und einem vermehrten Auslassen von Insulininjektionen. In einer Untersuchung bei jugendlichen Typ-1-Diabetikern (Durchschnittsalter 15,6

Jahre) zu Angstsymptomen konnten Herzer und Hood (2009) eine verminderte Frequenz von Blutzuckerkontrollen bei starker Ausprägung der State-Angst (13 % der Probanden) detektieren. Studien zu stabilen Persönlichkeitsmerkmalen, die einen Patienten mit guter oder schlechter Adherence identifizieren könnten, brachten keine konsistenten Ergebnisse hervor. Allerdings interferieren schere Störungen von kognitiven oder Persönlichkeitsfunktionen eindeutig mit erfolgreichem Selbstmanagement. Darüber hinaus wird die Adherence vom individuellen Bewältigungsstil beeinflusst.

Di Battista et al. (2009) fanden eine negative Korrelation ($r = -0,39$) zwischen dem Auftreten sozialer Ängste und dem Ausprägungsgrad der Adherence bei juvenilen Typ-1-Diabetikern (n=76, Durchschnittsalter 15,9 Jahre). Infolgedessen litten die Einhaltung diätetischer Maßnahmen sowie die Beachtung des individuellen Insulininjektionsplans bei dem Vorhandensein sozialer Befürchtungen. Ein signifikantes Ergebnis konnte jedoch lediglich bei den männlichen Probanden ermittelt werden.

Studienergebnisse zum Einsatz moderner Kommunikationstechnologien

Das Handy ist heute Standardausrüstung eines Jugendlichen. Mittlerweile besitzen 97% der 10-24 Jährigen ein mobiles Kommunikationsmittel, welches gleichzeitig Instrument des sozialen Zusammenlebens darstellt und der Selbstidentifikation dient. Integrierte Organisationsfunktionen wie Wecker, Kalender- und Erinnerungsfunktionen helfen ihnen, den Alltag zu strukturieren (Hönig 2006).

Unter dem Gesichtspunkt der klinisch-psychologischen Intervention mit Mobilmedien beschäftigten sich Nicola Döring und Christiane Eichenberg (2006). Die Veröffentlichung beinhaltet verschieden Kernaussagen. Zum einen wurde das Handy als populärstes Mobilmedium anerkannt und deren Verwendung zur Sicherung von Diagnosen herangezogen. Ein weiterer Vorteil bringt die Kopplung von Handy und Messgeräten zur kontinuierlichen Datenübermittlung. Außerdem stößt der SMS - Kontakt auf positive Resonanz bei der weiterführenden Betreuung von Patienten nach Entlassung aus der Klinik. Nachgewiesen wurde dies im Pilotprojekt SMS-Brücke. SMS sind in der Lage Versorgungslücken zwischen Klinikaufenthalt und ambulanter Therapie kostengünstig zu decken und können somit die Therapieeffizienz steigern. Auf die Grenzen der wie zum Beispiel der Reaktanzphänomene wurde hingewiesen. Feststellen ließ sich jedoch, dass der Anreiz und Motivationscharakter durch interaktive digitale Informations- und Kommunikationstechnologien insbesondere bei jüngeren Menschen deutlicher zum Tragen kam als die Selbsthilfematerialien in Papierform.

Nachfolgend sollen verschiedene Studienergebnisse zu telemedizinischen Maßnahmen bei Diabetes mellitus dargestellt werden.

Kim und Jeong (2007) berichteten nach Durchführung einer sechsmonatigen randomisierten Studie mit Nutzung telemedizinischer Methoden über eine Verbesserung des HbA_{1c} sowie des 2-Stunden-postprandialen Blutzuckerspiegels bei Typ 2 Diabetikern. Die Probanden der Interventionsgruppe sendeten täglich ihre Informationen über Blutzuckerspiegel, diätetische Maßnahmen sowie sportlichen Aktivitäten auf eine Website durch Nutzung des Internets oder des Mobiltelefons. Experten stellten ihnen einmal pro Woche die optimalen Therapieempfehlungen per SMS zu. In der Versuchsgruppe verringerte sich nach 6 Monaten der HbA_{1c}-Wert um 1,05 % im Vergleich zu ihrem Ausgangswert, während im Kontrollkollektiv keine signifikanten Veränderungen eintraten. Yoon und Kim (2008) konnten dieses signifikante Absinken des HbA_{1c}-Wertes sowie des 2-Stunden-postprandialen Blutzuckerspiegels bei Typ-2-Diabetikem in einer ähnlichen Interventionsmaßnahme über 12 Monate reproduzieren. In einer weiteren Studie gelang es Kim (2007) bei Typ- 2-Diabetikem mit $HbA_{1C} > 7$ % nach dreimonatiger Intervention durch SMS - Therapieempfehlungen die Ausgangswerte um 2,15 % zu senken.

In einer dreimonatigen randomisierten Studie verglichen Cho et al. (2009) den Einfluss der regelmäßigen bidirektionalen Kommunikation durch Internet oder Mobiltelefon (SMS) zu einem Behandlungsteam auf die Stoffwechsellage bei Typ-2-Diabetikem. In der Mobiltelefongruppe wurden die Blutzuckerwerte durch ein eingebautes Glukometer erfasst und automatisch dem Interventionsteam zugestellt. Eine Therapieempfehlung wurde per SMS an die Probanden zurück gesandt. Bei der Internetgruppe wurden die Blutzuckerwerte, sowie weitere relevante Informationen (z.B. gespritzte Insulinmenge) in einer Website eingegeben. Die Rückmeldungen zur Umstellung der Therapie erfolgten zeitnah per E-Mail. Nach Ablauf der Intervention war in beiden Gruppen eine signifikante Senkung des HbA_{1c} Wertes zu verzeichnen (Internetgruppe: 7,6 % -> 6,9 %; Mobiltelefongruppe: 8,3 % -> 7,1 %). Darüber hinaus gab die Mehrzahl der Patienten an, mit dem medizinischen Service sehr zufrieden gewesen zu sein.

Benhamou et al. (2007) führten eine einjährige Crossover-Studie mit telemedizinischer Intervention bei schlecht eingestellten Typ 1-Diabetikern (Alter > 18 Jahre, HbA_{1c} 7,5 - 10 %), die mit einer Insulinpumpe versorgt waren, durch. Die Versuchsgruppe wurde aufgefordert ihre Blutzuckerwerte über eine spezielle Software ihres Mobiltelefons dem Therapeutenteam zuzusenden. Anschließend erhielten diese Patienten einmal pro Woche eine Therapieempfehlung per SMS. In der Kontrollgruppe fand keinerlei Rückmeldung statt. Als Ergebnis konnte ein nicht-signifikanter Trend zur Reduktion der Blutzuckerwerte und zur Verbesserung des HbA_{1c} festgestellt werden.

In einer sechsmonatigen Crossover-Studie bei jugendlichen Typ-1-Diabetikern mit intensivierter Insulintherapie (n = 36; Durchschnittsalter 15,3; Krankheitsdauer 6,4 Jahre; HbA_{1c} > 8 %) verglichen das österreichische Forschungsteam um Rami et al. (2006) eine telemedizinische Intervention mit einem konventionellen Therapieverfahren. Die telemedizinische Maßnahme beinhaltete das tägliche Übermitteln von Blutzuckerwerten, der Anzahl der aufgenommenen Kohlenhydrateinheiten sowie der gespritzten Insulindosen. Die entsprechenden Daten wurden über das Mobiltelefon auf einen Server übertragen und so dem Behandlungsteam zugänglich gemacht. Eine nachfolgende Therapieempfehlung wurde einmal pro Woche per SMS an die Probanden übermittelt. Die konventionelle Therapiegruppe war auf das Führen eines Diabetes-Tagebuches sowie den Besuch eines Diabetologen nach 3 Monaten beschränkt. Als Ergebnis war unter der Intervention eine Reduktion des HbA_{1c} zu erkennen. Dieser Effekt war unter der konventionellen Therapie rückläufig.

Für den Zeitraum von 7 Monaten untersuchten Nunn et al. (2006) in einer randomisierten kontrollierten Studie den Einfluss von zweimaligen Telefongesprächen pro Monat durch einen Kinderdiabetologen auf die Stoffwechselsituation, das krankheitsspezifische Wissen, die Compliance sowie die psychologische Gesundheit bei Kindern mit Typ-1 Diabetes (Durchschnittsalter 11,9 Jahre). Die Patienten der Versuchsgruppe bewerteten die Intervention zwar als hilfreich, jedoch konnten bei ihnen keine signifikanten Verbesserungen im Hinblick auf oben genannte Zielstellungen im Vergleich zur Kontrollgruppe festgestellt werden. Bei der Diskussion ihrer Untersuchungsergebnisse postulieren Nunn et al. (2006), dass eine Frequenzerhöhung der Telefonate für das Eintreten eines Effektes notwendig sei.

Zusammenfassend ist zu konstatieren, dass gegenwärtig die Effektivität telemedizinischer Maßnahmen zur Verbesserung der Adherence bei Typ-2-Diabetikern intensiv untersucht wird. Die Mehrzahl der Untersuchungsergebnisse konnte bei dieser Patientengruppe eine signifikante Verbesserung der Stoffwechsellage (HbA_{1c}) nach abgelaufener Intervention eruieren. Für juvenile Typ-1-Diabetiker fehlen diese Befunde weitestgehend.

2   Arbeitsdefinitionen und Operationalisierung

In der Arzt (bzw. medizinisches Fachpersonal)-Patienten-Beziehung zeichnet sich seit den letzten Jahren ein Paradigmenwechsel ab. So gilt mittlerweile eine paternalistische Arzt-Patienten-Beziehung als obsolet. Vielmehr erfordert die moderne Therapie einen wechselseitigen Austausch zwischen Arzt und Patient.

Da das englische Wort „Compliance" (Zustimmung, Befolgung, Fügsamkeit, Therapietreue) Elemente der Unterwürfigkeit enthält, wird er zunehmend durch die Bezeichnung „Adherence" (etwas einhalten) ersetzt.

| Direktives Modell | Passives Modell | Aktives Modell | Interaktives Modell |

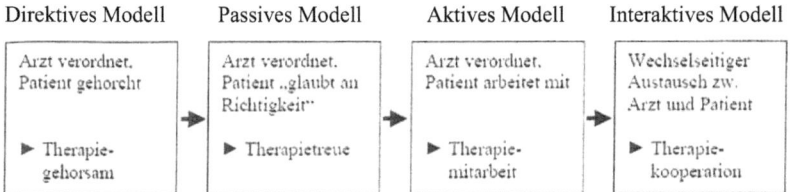

Der Bedeutungswandel des Begriffs „Compliance" (Petermann, Warschburger 1997, S. 372)

Der modernere Begriff der „Adherence" (Einhaltung) beinhaltet zusätzlich, dass der Patient bei der Auswahl der Therapie mit einbezogen wurde und ihr zugestimmt hat. Adherence berücksichtigt die Bereitschaft des Leistungserbringers (medizinisches Fachpersonal) medizinische Verfahren, Therapievorschläge mit den Möglichkeiten und Wünschen des Patienten abzustimmen. Somit bedeutet Adherence die Höhe der Übereinstimmungen des tatsächlichen und des mit dem Leistungserbringer vereinbarte Patientenverhalten.

Mittels partizipativer Entscheidungsfindung wird der Patient in die medizinische Betreuung einbezogen und übernimmt somit zunehmend mehr Verantwortung für den Krankheitsverlauf.

Mit wachsender positiver Beziehung zwischen Patient und medizinischem Personal verbessert sich die Adherence und ein Therapieerfolg wird wahrscheinlich. Abweichungen im Patientenverhalten, trotz vorausgegangenem Einverständnis wird als Non-Adherence bezeichnet (Gorenoi et.al. 2007).

In Anbetracht der einzelnen chronischen Erkrankungen und der zu ihrer Behandlung notwendigen, unterschiedlich komplexen Therapieschemata ist es erforderlich, das

Konstrukt der Adherence jeweils krankheitsspezifisch zu operationalisieren.

Beim Diabetes mellitus Typ I handelt es sich um eine schwerwiegende, bislang nicht heilbare chronische Krankheit, deren Behandlung lebenslange Befolgung eines komplexen Regimes erfordert. Die Adherence bei der intensivierten konventionellen Therapie des Diabetes mellitus besteht in hohem Maße in regelmäßigen Insulininjektionen und Blutzuckerselbstkontrollen sowie in der ständigen Abstimmung von Nahrungsaufnahme, Energieverbrauch und aktuellem Insulinangebot (Kulzer, 2008). Als adherentes Verhalten wird gemäß den Leitlinien der Diabetes Gesellschaft eine mindestens viermalige Blutzuckerkontrolle pro Tag festgelegt (Herpetz 2003).

3   Fragestellungen und erwartete Ergebnisse

Primäre Fragestellung in diesem Forschungsprojektes ist es, ob eine mehrmals am Tag zugesandte SMS für die jugendlichen Diabetiker eine geeignete Maßnahme zur Erinnerung an die Blutzuckerkontrolle darstellt. Des Weiteren soll untersucht werden, in wie weit dies bei den Testpersonen einen positiven Effekt auf die Stoffwechsellage (HbA_{1c}) hat. Darüber hinaus interessiert die Akzeptanz dieser Interventionsmaßnahme unter den Probanden.

Hypothese 1:
Die Patienten der Versuchsgruppe zeigen für den Interventionszeitraum bezüglich Anzahl und Regelmäßigkeit im Blutzuckermessverhalten bessere Werte als vor der Studie.

Hypothese 2:
Nach Ablauf der Intervention ist bei den Probanden der Versuchsgruppe eine Reduktion des HbA_{1c}-Wertes festzustellen.

Hypothese 3:
Der Empfang von SMS als Erinnerung an die notwendigen Blutzuckermessungen wird von den Testpersonen als hilfreiche Unterstützung für den Alltag bewertet.

4 Untersuchungsmethodik

Untersuchungsablauf

Durch eine randomisierte kontrollierte Studie soll die Effektivität einer Interventionsmaßnahme zur Verbesserung des Blutzuckermessverhaltens sowie der metabolischen Situation überprüft werden. Hierzu wird der Versuchsgruppe (n>30) zur Erinnerung an ihre Blutzuckerkontrollen viermal täglich eine SMS geschickt. Die technische Realisierung des SMS-Versands wird durch eine Kooperation mit dem Gesundheitsportal „Imedo" gewährleistet. Die Kurznachrichten beinhalten eine Aufforderung zur Messung vor der nächsten Mahlzeit bzw. vor dem zu Bett gehen. In der Kontrollgruppe (n>30) findet keine Intervention statt. Diese Patienten führen ein therapiebegleitendes Diabetes-Tagebuch. Durch die Auswertung der in den Glucosemessgeräten gespeicherten Werte werden zu Studienbeginn die Ausgangsdaten zur Häufigkeit und Regelmäßigkeit im Blutzuckermessverhalten bei den Studienteilnehmern bestimmt. Eine erneute Erhebung der Daten wird nach Beendigung der Studie erfolgen.

Darüber hinaus wird zu Studienbeginn von allen Teilnehmern der HbA_{1c} - Wert als Marker für die Stoffwechsellage ermittelt. Da oben genannter Indikator die Blutzuckerwerte der letzten 8 Wochen repräsentiert, wird die Studie über diesen Zeitraum durchgeführt und endet mit der Bestimmung eines zweiten HbA_{1c}.

Durch einen standardisierten Fragebogen sollen die Teilnehmer der Interventionsgruppe nach Beendigung der Maßnahme einschätzen, ob die SMS als Erinnerung an die Blutzuckerkontrollen im Alltag für sie hilfreich war.

Untersuchungsstichprobe

Als Einschlusskriterien für die Auswahl der Probanden werden folgende Kriterien festgelegt:

- Juvenile Typ-1 Diabetiker mit intensivierter Insulintherapie, da bei diesen Patienten eine häufige Kontrolle des Blutzuckers sowie die Modifikation der Insulindosis erforderlich sind
- Probanden, welche über ein Blutzuckermessgerät mit Datenspeicherkapazität von mindestens 150 Messwerten verfügen
- Lebensalter zwischen 16 und 19 Jahren, um die hormonellen Einflüsse auf die metabolische Situation zu minimieren (bei minderjährigen Probanden

wird vorher das schriftliche Einverständnis der Erziehungsberechtigten eingeholt)

- Mindestanzahl von 30 Probanden je Gruppe (n>60), damit eine ausdrucksfähige statistische Auswertung durchgeführt werden kann
- sämtliche Probanden sind im Besitz eines privaten Mobiltelefons mit funktionsfähigem SMS-Empfang
- eine ärztliche Untersuchung (Kontrolle des HbA_{1c}) bzw. eine Schulung des Patienten muss länger als vier Wochen zurückliegen, um Übertragungseffekte zu vermeiden

Sämtliche Studienteilnehmer werden per Randomisierung in eine Versuchs- bzw. Kontrollgruppe zugewiesen.

5 Literaturverzeichnis

- Arnold, N. (2005): *Compliance von Diabetikern- Eine Analyse von Einflussfaktoren anhand einer bevölkerungsbasierten Studie,* Dissertation zum Erwerb des Doktorgrades der Medizin an der Medizinischen Fakultät der Ludwig-Maximilians-Universität zu München. (Online, PDF-Datei) http://deposit.ddb.de/cgi-bin/doserv?idn=97908301x (15.07.2009)

- *Bartsch, A. (1998):* Compliance von Kindern und Jugendlichen: vergleichende Untersuchungen bei kieferorthopädischer Behandlung und bei der Behandlung des Diabetes mellitus. *Hamburg: Kovac.*

- Benhamou, P.Y.; Melki, V.; Boizel, R.; Perreal, F.; Quesada, J.L.; Bessieres-Lacombe, S.; Bosson, J.L.; Halimi, S.; Hanaire, H. (2007): One-year efficacy and safety of Web-based follow-up using cellular phone in type 1 diabetic patients under insulin pump therapy: the PumpNet study. *Diabetes Metab,* 33 (3), 220- 226.

- Berger, M.; Gruesser, M.; Jörgens, V. (1987): *Behandlungs- und Schulungsprogramm für Intensivierte Insulintherapie.* Köln: Deutscher Ärzteverlag.

- *Blanz, B. (1995):* Psychische Störungen und Compliance beim juvenilen Diabetes mellitus. *Heidelberg, Leipzig: Johann Ambrosius Barth.*

- Blanz, B.; Rensch-Riemann, B.; Fritz-Sigmund, D.; Schmidt, M. (1995): Compliance bei Jugendlichen mit Diabetes mellitus. In: Petermann, F. (Hrsg.), *Diabetes mellitus* (S. 187-204). Göttingen: Hogrefe.

- Burger, W.(1990): Psychosoziale Aspekte in der medizinischen Betreuung diabetischer Kinder und Jugendlicher. In: Petermann, F.; Bode, U. & Schlack, *H.G. (Hrsg.):* Psychosoziale Aspekte in der Betreuung von Kindern und Jugendlichen mit Diabetes *(S. 45-53). Basel: Karger.*

- Bond, G.; Aiken, L.; Sommerville, S. (1992): The health belief model and adolescents with insulin-dependent diabetes mellitus. *Health Psychology,* 11 (3), 190-198.

- Cho, J.H.; Lee, H.C.; Lim, D.J.; Kwon, H.S.; Yoon, K.H. (2009): Mobile communication using a mobile phone with a glucometer for glucose control in Type 2 patients with diabetes: as effective as an Internet-based glucose monitoring system. *J Telemed Telecare,* 15 (2), 77-82.

- Deutsche Diabetes Gesellschaft (DDG) (2002): Stellungnahmen. Zeitbombe Diabetes mellitus. Online (23.08.09): http://www.deutsche-diabetes-aesellschaft.de/redation/mitteilungen/Stellungnahmen

- Di Battista, A. M.; Hart, T. A.; Greco, L.; Gloizer, J. (2009): Type 1 Diabetes Among Adolescents: Reduced Diabetes Self-Care Caused by Social Fear and Fear of Hypoglycemia. *The Diabetes Educator,* 35 (3), 465-475.

- Döring, N.; Eichenberg, C. (2007): Klinisch-psychologische Interventionen mit Mobilmedien. Ein neues Praxis- und Forschungsumfeld. *Psychotherapeut* 52 (2), S. 127-135.

- Duran-Atzinger, M.G. (1992): Alltagsbelastungen von Patienten mit Diabetes mellitus. In: Wittchen, H.-U. (Hrsg.): *Beiträge zur klinischen Psychologie und Psychotherapie,* (S. 5- 145), Band 13. Regensburg: Roderer Verlag,

- Ellis, S.E.; Speroff, T.; Dittus, R.S. (2004): Diabetes-Patient education: ameta-analysis and meta-regression. *Patient Education and Counseling,* 52 (1), 97-105.

- EURODIAB ACE Study Group (2000): Variation and trends in incidence of childhood diabetes in Europe. *Lancet,* 355 (9207), 873-876.

- Gorenoi, V.; Schönermark, M.P.; Hagen, A. (2007): Maßnahmen zur Verbesserung der Compliance bzw. Adherence in der Arzneimitteltherapie mit Hinblick auf den Therapieerfolg. *Schriftenreihe Health Technology Assessment in der Bundesrepublik Deutschland, (* S. 1-68), Bd.65, Köln: DIMDI.

- Hermanns, N.; Kulzer, B.(2008): Diabetesschulung- ein kritischer Überblick. *Der Diabetologe,* 3 (4), 209-226.

- Herpetz, S.; Petrak, F.; Albus, C. (2003): Evidenzbasierte Diabetesleitlinie DDG. Psychosoziales und Diabetes mellitus. Diabetes und Stoffwechsel 12. S 35-58 (Online,PDF) http://www.deutsche-diabetes-gesellschaft.de/leitlinien/EBL Klassifikation Update 2004.pdf (04.01.2010)

- Herzer, M.; Hood, K. K. (2009): Anxiety Symptoms in Adolescents with Type 1 Diabetes: Association with Blood Glucose Monitoring and Glycemic Control. *Journal of Pediatric Psychology,* 34 (1), 1-11.

- Hien, P. / Böhm, B. (2007): *Diabetes Handbuch. Eine Anleitung für Praxis und Klinik.* Berlin: Springer.

- Hood, K. K.; Peterson C. M., Rohan, J. M.; Drotar, D. (2009): Association between Adherence and Glycemic Control in Pediatric Type 1 Diabetes: A Metaanalysis. *Pediatrics,* 124 (6), 1171 - 1179.

- Hönig, D. (2006): Handynutzungsverhalten Jugendlicher, Magisterarbeit an der Freien Universität Berlin. (Online, PDF-Datei) http://www.grin.com/tag/document/handynutzungsverhalten (09.08.2009)

- Green, A.; Patterson C. C. (2001): Trends in the incidence of childhood-onset diabetes in Europe 1989-1998. *Diabetologia,* 44 (3), B3-B8

- Grüneklee, D. (2002): Diagnostik und Therapiekontrolle des Diabetes mellitus. In: Rosak, C. (Hrsg.) *Angewandte Diabetologie (2.* Aufl.), (S.38 - 67). Bremen: Unimed.

- Janka, H. U., Redaelli, M., Gandjour, A., Giani, G., Hauner, H., Michaelis, D., Standl, E. (2000): Epidemiologie und Verlauf des Diabetes Mellitus in Deutschland. In: Scherbaum, W. A.; Lauterbach, K.W.; Renner, R. (Hrsg.): *Evidenzbasierte Diabetes-Leitlinie der DDG,* (1. Aufl.), Deutsche Diabetes-Gesellschaft.

- Jarosz-Chobot, P.; Guthrie, D. W.; Otto-Buczkowska, E.; Koehler, B. (2000): Self-care of young diabetics in practice. *Med Sei Monit,* 6 (1), 129-132.

- Johnson, S. B.; Kelly, M.; Henretta, J. C.; Cunningham, W. R.; Tomer, A.; Silverstein, J. H. (1992): A longitudinal analysis of adherence and health status in childhood diabetes. *Journal of Pediatric Psychology,* 17 (5), 537-553.

- Kapellen, T.; Galler, A.; Claus, K.; Heger, S.; Härtig, D.; Kiess, W. (2006): Diabetes mellitus im Kindes- und Jugendalter. *Der Diabetologe,* 2 (2), 167-181.

- Kapellen, T.; Galler, A.; Claus, K.; Kiess, W. (2007): Diabetes mellitus im Kindes- und Jugendalter. *Monatsschrift Kinderheilkunde,* 155 (2) 179-191.

- Kim, H. S. (2007): Impact of web-based nurse's education on glycosylated haemoglobin in type 2 diabetic patients. *Journal of Clinical Nursing,* 16 (7), 1361-1366.

- Kim, H. S.; Jeong, H. - S. (2007): A nurse short message service by cellular phone in type-2 diabetic patients for six months. *Journal of Clinical Nursing,* 16 (6) 1082-1087.

- Kulzer, B.; Herrmanns, N.; Kubiak, T. (2006): HyPOS- *Unterzuckerungen besser wahrnehmen, vermeiden und bewältigen. Ein strukturiertes Schidungs- und Behandlungsprogramm für insulinpflichtige Diabetiker mit Hypoglykämieproblemen.* Mainz: Kirchheim & Co.

- Kulzer, B. (2008): *Compliance und Adherence der Medikamenteneinnahme bei Diabetes mellitus.* 43. Jahrestagung der Deutschen Diabetes-Gesellschaft. Mainz: Kirchheim & Co.

- Lange, K. (2004): Grundlagen und Durchführung der Diabetesschulung. In: Hürter, P. / Danne, T. (Hrsg.) *Diabetes bei Kindern und Jugendlichen,* 6. Aufl. (518-554). Berlin: Springer.

- Malcherczyk, L.; Finck, H (1999): *Diabetes und Soziales*. Ein praktischer Ratgeber für alle Diabetiker und ihre Angehörigen. Mainz: Kirchheim-Verlag.

- Möbes, J. (2003): Compliance: Neue Positionen am Beispiel des Diabetes Mellitus. Z. *Allg. Med.*, 79 (5), 238-243.

- Naurath, H.-J. (2000). Diabetes mellitus. In: Füsgen, I. (Hrsg.), *Der ältere Patient. Problemorientierte Diagnostik und Therapie* (S. 444-479). München: Urban & Fischer.

- Noeker, M. (1998): Selbstmanagement, Compliance und glykämische Kontrolle beim Typ-I-Diabetes. In: Petermann, F. *Compliance und Selbstmanagement* (S. 201-216). Göttingen: Hogrefe.

- Neu, A; Willasch, A; Ehehalt, S; Kehrer, M; Hub, R; Schwarze, C. P.; Ranke, M. B. (2002): Prävalenz und Altersverteilung des Diabetes mellitus im Kindesalter in Deutschland. *Monatsschrift Kinderheilkunde*, 150(2), 196-200.

- Nunn, E.; King, B.; Smart, C.; Anderson, D. (2006): A randomized controlled trial of telephone calls to young patients with poorly controlled type 1 diabetes. *Pediatric Diabetes*, 7 (5), 254-259.

- Onkamo, P.; Väänänen, S.; Karvonen, M.; Tuomilehto, J. (1999): Worldwide increase in incidence of type I diabetes - the analysis of the data on published incidence trends. *Diabetologia*, 42 (12), 1395-1403.

- Pankofer, R.; Schandry, R (1994): Krankheitskonzept und Complianceverhalten bei Asthma- und Bronchitis-Patienten. *Verhaltensmodifikation und Verhaltensmedizin*, 15 (2), 126-140.

- Petermann, F. (1990): Psychosoziale Folgen beim Typ-I-Diabetes. In: Petermann, F.; Bode, U. & Schlack, H.G.(Hrsg.): *Chronisch kranke Kinder lind Jugendliche* (S. 46-51). Köln: Deutscher Ärzte Verlag.

- Petermann, F. (1991): Psychosoziale Folgen beim Typ-I-Diabetes im Kindes-

und Jugendalter- eine Übersicht. In: Roth, R. & Borkenstein, M. (Hrsg.):
*Psychosoziale Aspekte in der Betreuung von Kindern und Jugendlichen mit
Diabetes* (S. 116-122). Basel: Karger.

- Petermann, F. (1998): Compliance und Selbstmanagement. Göttingen,
  Bern, Toronto, Seattle: Hogrefe.

- Petermann, F.; Waschburger, P. (1997). Compliance. In: Weitkunat, R.; Haisch,
  J.; Kessler, M. (Hrsg.). *Public Health und Gesundheitspsychologie (S. 371-383)*.
  Bern: Verlag Hans Huber.

- Petermann, U. & Essau, C. A.(1995): Selbstmanagement junger Menschen
  mit Typ I-Diabetes. In: Petermann, F.(Hrsg.): *Diabetes mellitus* (S.123-139).
  Göttingen: Hogrefe.

- Rami, B.; Popow, C.; Horn, W.; Waldhoer, T.; Schober, E. (2006):
  Telemedical support to improve glycemic control in adolescents with type 1
  diabetes mellitus. *Eur J Pediatr,* 165 (10), 701-705.

- Rosak, C. (2002): Therapieprinzipien bei der Insulibehandlung von Typ
  1- Diabetikem. *In: Angewandte Diabetologie,* 2. Aufl. (S.142 - 169).
  Bremen: Unimed.

- Rosenbauer, J.; Icks, A.; Giani, G. (2002): Incidence and prevalence of
  childhood type 1 diabetes mellitus in Germany - model-based national
  estimates. *J Pediatr Endocrinol Metab,* 15 (9) 1497-1504.

- Rydall, A. C.; Rodin, G. M.; Olmsted, M. P.; Devenyi, R. G.; Daneman, D.
  (1997): Disordered eating behavior and microvascular complications in young
  women with insulin-dependent diabetes mellitus. *New England Journal of
  Medicine,* 336 (26), 1849-54.

- Seiffge-Krenke, I. (1994): Entwicklungsrückstände durch chronische
  Krankheit? *Kindheit und Entwicklung,* 3 (1), 16-23.

- Seiffge-Krenke, I. & Kollmar, F. (1996): Der jugendliche Diabetiker und sein

Arzt: Diskrepanzen in der Einschätzung der Arzt-Patient-Beziehung und der Compliance. *Kindheit und Entwicklung,* 5 (4), 240-248.

- Stock, D.; Haisch, J.; Braun, S. (1995): *Diabetes-neue Schritte zur Bewältigung. Praktische Alltagshilfen für Typ-I- und Typ-II-Diabetiker.* Heidelberg: Roland Asanger Verlag.

- The DIAMOND Project Group (WHO) (2006): Incidence and trends of childhood Type 1 diabetes worldwide 1990-1999. *Diabetic Medicine,* 23 (8), 857-866.

- Weissberg-Benchell, J.; Glasgow, A. M.; Tynan, W. D.; Wirtz, P.; Turek, J.; Ward J. (1995): Adolescent diabetes management and mismanagement. *Diabetes Care,* 18 (1), 77-82 .

- Wittich, A.; Jakob, U.; Klinik, M.; Wirsching, M. & Leititis, J. (1996): Krankheitsanpassung jugendlicher Diabetiker: ein Vergleich aus der Sicht der Patienten, ihrer Eltern und der behandelnden Ärzte. *Klinische Pädiatrie,* 208 (1), 19-25.

- Yoon, K. H.; Kim, H. S. (2008): A short message service by cellular phone in type 2 diabetic patients for 12 months. *diabetes research and clinical practice,* 79 (2), 256-261.